"Antes de curar a alguien, pregúntale si está dispuesto a renunciar a las cosas que le enfermaron".
Esta maravillosa frase la dijo Hipócrates hace unos 2.400 años, y yo suscribo la frase al mil por mil".

CRONO-MENÚS DOCTORA PAQUI RODRÍGUEZ PACHECO

En Málaga 30 de diciembre de 2023

Hola todos y todas:

Ante la petición popular de muchas personas que siguen mis consejos nutricionales para bajar de peso, he escrito este cuaderno de menús para una dieta baja en carbohidratos.

Se recomienda al obtener el libro ponerse en contacto con un *Dietista-Nutricionista* o profesional afín si lo va a utilizar para bajar de peso o cualquier otro objetivo más allá del saber.

- SON MENÚS SALUDABLES PERO BAJOS EN HIDRATOS
- SIEMPRE CONSULTAR, POR FAVOR
- HACER DIETA POR UNO MISMO NO ES RECOMENDABLE

1.- ¿QUÉ SON LOS HIDRATOS DE CARBONO, LOS CARBOHIDRATOS O TAMBIÉN LLAMADOS AZÚCARES?

Los carbohidratos son los azúcares, almidones y fibras que se encuentran en una gran variedad de alimentos como frutas, legumbres, granos, verduras y productos lácteos.

Se llaman hidratos de carbono, ya que a nivel químico contienen carbono, hidrógeno y oxígeno en su composición.

Los carbohidratos son uno de los grupos alimenticios básicos y son importantes para llevar una vida saludable, aunque son importantes lo carbohidratos sanos.

Son macronutrientes, lo que significa que son una de las tres formas principales (CARBOHIDRATOS, PROTEÍNAS Y GRASAS) de sustancias que usa el cuerpo humano para obtener energía.

Los carbohidratos proveen al cuerpo de glucosa, que se convierte en energía, que a su vez se utiliza para mantener las funciones vitales así como para la actividad física.

La calidad de los hidratos de carbono es importante y debemos elegir los mejores en nuestro día a día.

Las fuentes **más saludables** de carbohidratos son aquellos sin procesar o mínimamente procesados como legumbres, granos enteros, verduras y frutas.

Estos carbohidratos son:

- Bajos o moderados en calorías
- Alto contenido de nutrientes
- Carente de azúcares refinados
- Alto contenido en fibra

Las fuentes **menos saludables** incluyen pan blanco, pasteles, refrescos azucarados, dulces, chucherías, bebidas azucaradas, zumos, envasados de todo tipo como el tomate frito…un montón de productos del súper que están llenos de hidratos de carbono que no sirven más que para engordar y son malsanos.

Sacarina, maltodextrinas, sorbitol…y una larga lista de cosas que no son más que hidratos de carbono que se añaden a los productos alimenticios para darles sabor sin aportar nada, bueno si, calorías.

Estos carbohidratos son:

- Altos en calorías;
- Llenos de azúcares refinados
- Altos en granos refinados como la harina blanca
- Bajos en nutrientes
- Bajos en fibra
- Alto contenido de sodio
- A veces altos en grasas saturadas
- A veces altos en grasas trans y colesterol

Hay tres tipos principales de carbohidratos:

Azúcar

Es la forma más simple de los carbohidratos. Se produce de forma natural en algunos alimentos, incluyendo frutas, verduras, leche y productos lácteos.

Los azúcares incluyen azúcar de la fruta (fructosa), azúcar de mesa (sacarosa) y azúcar de la leche (lactosa).

Almidón

El almidón es un carbohidrato complejo, lo que significa que está hecho de muchas unidades de azúcar unidas entre sí.

El almidón se produce de forma natural en las verduras, las legumbres y los granos como el arroz.

Fibra

La fibra también es un carbohidrato complejo, se produce de forma natural en frutas, verduras y los granos enteros con cáscara.

Alimentos que contienen carbohidratos sanos:

- Legumbres incluida la quinoa
- Cereales integrales (arroz, trigo, trigo sarraceno)
- Broccoli
- Espinaca
- Calabacín
- Plátanos
- Aguacate
- Espárragos
- Coles
- Berenjenas
- Pepino

- Apio
- Zanahoria
- Champiñones o setas,
- Pimientos
- Ajo
- Cebolla
- Tomates
- Tubérculos (yuca, patata, boniato)
- Frutos secos

Alimentos que contienen carbohidratos malsanos o refinados:

- Azúcar
- Harina blanca (refinada)
- Hojaldres
- Pastelería
- Dulces
- Chocolates
- Mermeladas
- Refrescos
- Cereales blancos
- Golosinas
- Bebidas carbonatadas (gaseosas)

- Comidas precocinadas
- Pasta
- Pizza
- Lácteos
- Cerveza
- Bebidas alcohólicas
- Productos procesados a partir del maíz
- Productos procesados a partir de patatas

LO MÁS IMPORTANTE SOBRE LOS CARBOHIDRATOS:

Los carbohidratos pueden inducir una sensación de adicción en algunas personas debido a cómo afectan los niveles de azúcar en la sangre y ciertos neurotransmisores en el cerebro:

Rápida liberación de glucosa: Los carbohidratos que hemos definido como malsanos o menos saludables, pueden elevar rápidamente los niveles de glucosa en la sangre después de ser consumidos. Esto provoca una rápida liberación de insulina para estabilizar los niveles de azúcar en la sangre. Sin embargo, este rápido aumento y posterior caída de la glucosa puede generar antojos de más carbohidratos para restaurar los niveles de energía.

Activación de neurotransmisores: Algunos estudios sugieren que los carbohidratos pueden estimular la liberación de neurotransmisores en el cerebro, como la dopamina, que está asociada con la sensación de placer y recompensa. Esta activación puede generar una sensación de bienestar temporal, similar a la que se experimenta con otras sustancias adictivas.

Respuesta emocional: Los carbohidratos a menudo están asociados con comidas reconfortantes y placenteras, lo que puede llevar a una respuesta emocional y psicológica de búsqueda de consuelo o gratificación. Esta asociación emocional puede contribuir a comportamientos alimentarios compulsivos o adictivos.

Cuando uno está cansado o sin dormir, o ha trabajado mucho, se dice a si mismo que merece una recompensa y siempre quiere hidratos….siempre!!!

Hábitos alimenticios: El consumo regular de alimentos ricos en carbohidratos puede crear hábitos alimenticios que refuerzan la dependencia de estos alimentos para obtener energía y satisfacción.

Es importante destacar que no todas las personas experimentan una adicción a los carbohidratos, y la susceptibilidad a esta respuesta puede variar según factores genéticos, ambientales y psicológicos. Además, la adicción a los carbohidratos puede ser diferente en naturaleza y gravedad. Si sientes que tienes una relación problemática con los carbohidratos, es importante buscar orientación y apoyo de profesionales de la salud.

Tener en cuenta también que la calidad de la materia prima ahora no es la de antes ni muchísimo menos que antiguamente.

No pasa nada si se come tostada algún día, pero no puede ser la norma diaria de pan por la mañana, pan por la tarde y pan para cenar!!!

Esto es un ejemplo del pan, aplíquese a otros productos, pasta, arroz…!!! Etc..!

Como ya saben de mis libros anteriores, las horas de las comidas son muy importantes para llevar una vida saludable.

CRONO-RECOMENDACIONES

Los mejores horarios de ingesta son:

-Desayunar antes de las 10:00H

-Almuerzo antes de las 15:00h

-Cena antes de las 20.00h

2 litros de agua
Deporte diario

IDEAS DE DESAYUNO:

Si eliges leche vegetal mucho mejor que la de animal, lee mi libro CRONO-DIETA: NUEVO PARADIGMA PARA LA PÉRDIDA DE PESO.

Desayuno1:

Queso semi

Jamón serrano

Fresas o cerezas

Café + leche

Desayuno 2:

Kiwi con yogur y nueces

Café + leche

Desayuno 3:

Tortilla francesa y queso semicurado

Café + leche

Desayuno 4:

Nueces y almendras

Arándanos

Café + leche

Desayuno 5:

Aguacates + Atún

Café + leche

Desayuno 6:

Combinado de Jamón y queso

Café + leche

Desayuno 7:

Chocolate 80%

Café + leche

Frutos secos

Desayuno 8:

Bocadillo de pan hecho con harina de almendras o de coco, o miles de recetas en internet + embutido tipo serrano, york o pavo, queso, atún, caballa, tomate y aceite…etc..

Café + leche

CAFÉ = INFUSIÓN

LISTA DE VERDURAS RECOMENDABLES:

CALABACÍN, BERENJENA

ACELGAS, ESPINACAS

COL, COLIFLOR, BRÓCOLI

TODAS LAS CLASES DE LECHUGAS

CHAMPIÑONES O SETAS

ESPÁRRAGOS, RÁBANOS

PIMIENTOS

ALCACHOFAS

CEBOLLAS Y PUERROS

TOMATES

JUDIAS VERDES (OCASIONAL)

AGUACATE

1

Comida.- Pisto casero con huevos

Una ensalada pequeña de tomate y lechuga

Cena.- Ensalada grande de pepino

Una tortilla de jamón con 2 huevos

UN VASO DE CALDO HECHO CON HUESOS, APIO, CEBOLLA Y PUERROS, se cuela y se bebe!.

2

Comida.- Pollo guisado con champiñones

Pequeña ensalada mixta

Cena.- Pechuga de pavo (en fiambre) y queso fresco de calidad

PEPINILLOS EN VINAGRE O ACEITUNAS

3

Comida.- Salmón con verduras

UN VASO DE CALDO HECHO CON HUESOS, APIO, CEBOLLA Y PUERROS, se cuela y se bebe!.

Cena.- Lechuga con atún y huevo duro

PEPINILLOS EN VINAGRE O ACEITUNAS

4

Comida.- Estofado de ternera con calabacín, cebolla y alcachofas. Una ensalada mixta pequeña.

Cena.- Caña de lomo y queso fresco

UN VASO DE CALDO HECHO CON HUESOS, APIO, CEBOLLA Y PUERROS, se cuela y se bebe!.

5

Comida.- Sopa de picadillo sin pan ni fideos

Carne la que quieras y verduras solo las de la lista….si pones otras no las puedes comer. Pícale huevo duro

UNA ENSALADA DE AGUACATE CON ATÚN

Cena.- pechuga de pavo (fiambre), jamón y queso

UN VASO DE CALDO HECHO CON JAMÓN, HUESOS, APIO, CEBOLLA Y PUERROS

6

Comida.- Guiso de lomo con calabacín, cebolla y alcachofas

Cena.- Gambas al pilpil y ensalada de tomate

7

Comida.- Pollo asado con verduras de la lista

Cena.- Tortilla de berenjenas o de acelgas

PEPINILLOS EN VINAGRE O ACEITUNAS

8

Comida.- Guiso de pavo con setas y champiñones

Cena.- Tortilla francesa y ensalada mixta con manzana

9

Comida.- Merluza en salsa sin harinas (se puede usar harina de almendras para espesar un poco). + ensalada mixta

Cena.- Aguacate con atún

UN VASO DE CALDO HECHO CON HUESOS, APIO, CEBOLLA Y PUERROS, se cuela y se bebe!.

LLEGO EL DÍA 10

HOY COMEMOS LEGUMBRES CON ACELGAS Y TERNERA O PAVO O CERDO DE CALIDAD.

LAS LEGUMBRES CON ALMEJAS Y HUEVO DURO ESTÁN RICAS, RICAS!!

+ UNA ENSALADA PEQUEÑA

PARA LA CENA:

PURE DE CALABACÍN Y MANZANA VERDE

11

Comida.- Berenjenas rellenas de carne picada de calidad. ENSALADA VERDE

Cena.- Mejillones al vapor y ensalada verde

UN VASO DE CALDO HECHO CON HUESOS, APIO, CEBOLLA Y PUERROS, se cuela y se bebe!.

12

Comida.- Champiñón rehogado y bacalao a la plancha

UN VASO DE CALDO HECHO CON HUESOS, APIO, CEBOLLA Y PUERROS, se cuela y se bebe!

Cena.- Plato de jamón y queso y ensalada de tomate

UN VASO DE CALDO HECHO CON HUESOS, APIO, CEBOLLA Y PUERROS, se cuela y se bebe!

13

Comida.- Acelgas rehogadas y chuletas de cerdo o cordero

Cena.- Tortilla de atún o gambas. Ensalada de rúcula y pepino

14

Comida.- Calamares a la plancha y setas con jamón

UN VASO DE CALDO HECHO CON HUESOS, APIO, CEBOLLA Y PUERROS, se cuela y se bebe!.

Cena.- Langostinos cocidos y espárragos blancos

15

Comida.- Huevos rellenos y conejo asado

UN VASO DE CALDO HECHO CON HUESOS, APIO, CEBOLLA Y PUERROS, se cuela y se bebe!

Cena.-Ensalada de atún , aguacate y tomate.

UN VASO DE CALDO HECHO CON HUESOS, APIO, CEBOLLA Y PUERROS, se cuela y se bebe!

16

Comida.- Muslos de pollo guisados con verduras

UN VASO DE CALDO HECHO CON HUESOS, APIO, CEBOLLA Y PUERROS, se cuela y se bebe!

Cena.- Tortilla de verduras UN VASO DE CALDO HECHO CON HUESOS, APIO, CEBOLLA Y PUERROS, se cuela y se bebe!

17

Comida.- Escarola con ajos fritos y pinchitos de pollo

UN VASO DE CALDO HECHO CON HUESOS, APIO, CEBOLLA Y PUERROS, se cuela y se bebe!

Cena.- Salmón asado y salpicón de pulpo

18

Comida.- Lomo con tomate hecho casero y ensalada verde

UN VASO DE CALDO HECHO CON HUESOS, APIO, CEBOLLA Y PUERROS, se cuela y se bebe!

Cena.- Huevos cocidos y UN VASO DE CALDO HECHO CON HUESOS, APIO, CEBOLLA Y PUERROS, se cuela y se bebe!

19

Comida.-Cazuela de espinacas con huevos y ensalada mixta

Cena: Sopa de pescada y yogur griego natural

LLEGO EL DÍA 20

HOY COMEMOS LEGUMBRES CON ACELGAS Y TERNERA O PAVO O CERDO DE CALIDAD.

LAS LEGUMBRES CON ALMEJAS Y HUEVO DURO ESTÁN RICAS, RICAS!!

+ UNA ENSALADA PEQUEÑA

PARA LA CENA:

Platito de jamón y queso

UN VASO DE CALDO HECHO CON HUESOS, APIO, CEBOLLA Y PUERROS, se cuela y se bebe!

21

Comida.- Ternera con verduras

Cena.- Plato de queso y jamón

UN VASO DE CALDO HECHO CON HUESOS, APIO, CEBOLLA Y PUERROS, se cuela y se bebe!

22

Comida.-Calamares rellenos y ensalada verde.

UN VASO DE CALDO HECHO CON HUESOS, APIO, CEBOLLA Y PUERROS, se cuela y se bebe!

Cena.- Pastel de verduras

23

Comida.-Pollo o pavo al curri

UN VASO DE CALDO HECHO CON HUESOS, APIO, CEBOLLA Y PUERROS, se cuela y se bebe!

Cena.- Tortilla de verduras

UN VASO DE CALDO HECHO CON HUESOS, APIO, CEBOLLA Y PUERROS, se cuela y se bebe!

24

Comida.- Entrecot al roquefort y una ensalada de canónigos

Cena.- Merluza en salsa y UN VASO DE CALDO HECHO CON HUESOS, APIO, CEBOLLA Y PUERROS, se cuela y se bebe!

25

Comida.- Pollo en salsa de almendras y ensalada de lechuga

Cena: Ensalada mixta con manzana y huevo duro

UN VASO DE CALDO HECHO CON HUESOS, APIO, CEBOLLA Y PUERROS, se cuela y se bebe!

26

Comida.- Salchichas al vino y coliflor al vapor

Cena: Tortilla de berenjenas y calabacín

UN VASO DE CALDO HECHO CON HUESOS, APIO, CEBOLLA Y PUERROS, se cuela y se bebe!

27

Comida.-Revuelto de col y carne picada

Cena: Calamares en su tinta

UN VASO DE CALDO HECHO CON HUESOS, APIO, CEBOLLA Y PUERROS, se cuela y se bebe!

28

Comida.- Lomo o solomillo en salsa y calabacín rehogado

Cena: Tortilla de verduras

UN VASO DE CALDO HECHO CON HUESOS, APIO, CEBOLLA Y PUERROS, se cuela y se bebe!

29

Comida.-Alitas de pollo al horno y brócoli al vapor

Cena.- Ensalada de cherrys, aguacates, y huevo duro

LLEGO EL DÍA 30

HOY COMEMOS LEGUMBRES CON ACELGAS Y TERNERA O PAVO O CERDO DE CALIDAD.

LAS LEGUMBRES CON ALMEJAS Y HUEVO COCIDO ESTÁN MUY RICAS!

Y UNA ENSALADA PEQUEÑA.

PARA LA CENA:

SETAS CON JAMÓN

31

Comida.- Pescado con brócoli y tomates cherry

UN VASO DE CALDO HECHO CON HUESOS, APIO, CEBOLLA Y PUERROS, se cuela y se bebe!

Cena.-Pechuga plancha y alcachofas rehogadas.

UN VASO DE CALDO HECHO CON HUESOS, APIO, CEBOLLA Y PUERROS, se cuela y se bebe!

32

Comida.-Revuelto de calabacín y ternera. Tazón de tomate picado.

Cena:.-Aguacates con caballa

UN VASO DE CALDO HECHO CON HUESOS, APIO, CEBOLLA Y PUERROS, se cuela y se bebe!

33

Comida.- Col salteada con ajos y guiso al gusto de carne

Cena.- Tortilla de acelgas y platito de jamón.

UN VASO DE CALDO HECHO CON HUESOS, APIO, CEBOLLA Y PUERROS, se cuela y se bebe!

34

Comida.- SALMÓN AL GUSTO Y TAZÓN DE CANÓNIGOS

Cena.-Champiñones revueltos con huevos y tacos da jamón

35

Comida.- ACELGAS CON HUEVOS Y CHISTORRA Y TAZÓN DE LECHUGA PICADITA

Cena.- Ensalada de tomate, atún, pepino con limón y aceitunas negras. 2 trozos de chocolate negro 70%

36

Comida.- CARNE con tomate y tazón de pepino

UN VASO DE CALDO HECHO CON HUESOS, APIO, CEBOLLA Y PUERROS, se cuela y se bebe!

Cena.- Pescado al horno con calabacín, berenjenas y pimientos asados

37

Cena.- Lomo de cerdo con verduras de la lista

Cena.- MERLUZA Y CALAMARES PLANCHA

38

Comida.- Berenjenas rellenas de pollo con QUESO GRATINADO por encima

Cena.- Una lata de mejillones y una de sardinas MÁS ensalada de tomate y lechuga

39

Comida.- SALMÓN CON SETAS SALTEADAS

UN VASO DE CALDO HECHO CON HUESOS, APIO, CEBOLLA Y PUERROS, se cuela y se bebe!.

Cena.- Plato de jamón y ensalada de tomate

40

HOY COMEMOS LEGUMBRES CON ACELGAS Y TERNERA O PAVO O CERDO DE CALIDAD.

LAS LEGUMBRES CON ALMEJAS Y HUEVO DURO ESTÁN RICAS, RICAS!!

+ UNA ENSALADA PEQUEÑA

PARA LA CENA:

Platito de jamón y queso

UN VASO DE CALDO HECHO CON HUESOS, APIO, CEBOLLA Y PUERROS, se cuela y se bebe!

41

Comida.- SOLOMILLO DE PAVO EN SALSA DE CEBOLLA

Cena.- Salpicón de pulpo y huevos duros

UN VASO DE CALDO HECHO CON HUESOS, APIO, CEBOLLA Y PUERROS, se cuela y se bebe!.

42

Comida.- Huevos plancha y pinchitos de pollo

Cena.- AGUACATE CON MELVA O ATÚN Y UN TOMATE

43

Comida.- Trucha con jamón y setas.

Cena.- Tortilla de jamón y ensalada mixta

44

Comida: Estofado de ternera. Ensalada de rúcula.

UN VASO DE CALDO HECHO CON HUESOS, APIO, CEBOLLA Y PUERROS, se cuela y se bebe!.

Cena.- Salmón con verdura.

45

Comida.- Huevos a la flamenca con sofrito y espárragos y carne o chorizo de calidad.

Cena.- Un plátano y una manzana verdes

UN VASO DE CALDO HECHO CON HUESOS, APIO, CEBOLLA Y PUERROS, se cuela y se bebe!.

46

Comida.- Costillas estofadas con verduras de la lista.

UN VASO DE CALDO HECHO CON HUESOS, APIO, CEBOLLA Y PUERROS, se cuela y se bebe!.

Cena.- Puré de verduras y sepia plancha.

47

Comida.- Bacalao con tomate. Ensalada de pepino.

Cena.- Sopa de marisco.

48

Comida.- Albóndigas de carne en salsa de almendras

Cena.- Huevos rellenos y ensalada verde.

UN VASO DE CALDO HECHO CON HUESOS, APIO, CEBOLLA Y PUERROS, se cuela y se bebe!.

49

Comida.-Chuletas de cerdo con espinacas a la crema.

Cena.- Brochetas de pescado y verduras.

UN VASO DE CALDO HECHO CON HUESOS, APIO, CEBOLLA Y PUERROS, se cuela y se bebe!.

50

Día de legumbres con verduras y carne de calidad

+ ensalada verde

Cena.- CREMA DE CHAMPIÑONES

51

Comida.- Hamburguesas con coliflor o brócoli hervidos

Cena.- Huevos duros y UN VASO DE CALDO HECHO CON HUESOS, APIO, CEBOLLA Y PUERROS, se cuela y se bebe!.

52

Comida.- Pollo guisado con setas y champiñones

Cena.-Plato de jamón y queso. Ensalada de tomate y pepino

53

Comida.- LOMO CON VERDURAS Y UN TAZÓN DE LECHUGA

Cena.- UN VASO DE CALDO HECHO CON HUESOS, APIO, CEBOLLA Y PUERROS, se cuela y se bebe!.

Plato de QUESO Y JAMÓN

54

Comida.-BRÓCOLI Y CHULETAS DE CORDERO

Cena: Tortilla de gambas y TAZÓN de lechuga

55

Comida.-CARNE PICADA CON COL REHOGADA Y UN VASO DE CALDO HECHO CON HUESOS, APIO, CEBOLLA Y PUERROS, se cuela y se bebe!.

Cena.-Plato de queso y jamón y un tazón de picadillo de tomate

56

Comida.-POLLO O CERDO guisado con alcachofas

UN VASO DE CALDO HECHO CON HUESOS, APIO, CEBOLLA Y PUERROS, se cuela y se bebe!.

Cena.-TORTILLA DE LO QUE QUIERAS Y UN TAZÓN DE PICADILLO DE VERANO (tomate-pepino-cebolla tierna)

57

Comida.- Pisto con huevos

UN VASO DE CALDO HECHO CON HUESOS, APIO, CEBOLLA Y PUERROS, se cuela y se bebe!.

PEPINILLOS EN VINAGRE O ACEITUNAS

Cena.-CHULETAS Y CALABACIN REHOGADO

58

Comida.- Solomillo al roquefort. UN VASO DE CALDO HECHO CON HUESOS, APIO, CEBOLLA Y PUERROS, se cuela y se bebe!.

Cena: Ensalada de brócoli y huevo duro.

UN VASO DE CALDO HECHO CON HUESOS, APIO, CEBOLLA Y PUERROS, se cuela y se bebe!.

59

Comida.- POLLO CON judías verdes

Cena.- HUEVOS REVUELTOS CON SETAS Y JAMÓN SERRANO

LLEGO EL DÍA 60

HOY COMEMOS LEGUMBRES CON ACELGAS Y TERNERA O PAVO O CERDO DE CALIDAD.

Pon verduras!!

Y UNA ENSALADA PEQUEÑA.

PARA LA CENA:

PURE DE CALABACÍN Y MANZANA VERDE.

61

Comida.- MERLUZA EN SALSA

UN VASO DE CALDO HECHO CON HUESOS, APIO, CEBOLLA Y PUERROS, se cuela y se bebe!.

Cena.- TORTILLA DE ACELGAS O ESPINACAS Y PLATO DE JAMÓN

62

Comida.- HAMBURGUESAS DE POLLO Y ENSALADA

UN VASO DE CALDO HECHO CON HUESOS, APIO, CEBOLLA Y PUERROS, se cuela y se bebe!.

Cena.- TOMATE PICADO con mozarella y atún o caballas.

63

Comida.- SOLOMILLO o ENTRECOT con champiñones

UN VASO DE CALDO HECHO CON HUESOS, APIO, CEBOLLA Y PUERROS, se cuela y se bebe!.

Cena.- AGUACATE CON ATÚN O CABALLAS

64

Comida.- BACALAO CON VERDURAS

UN VASO DE CALDO HECHO CON HUESOS, APIO, CEBOLLA Y PUERROS, se cuela y se bebe!.

Cena.- SALPICÓN DE pulpo o de atún

UN VASO DE CALDO HECHO CON HUESOS, APIO, CEBOLLA Y PUERROS, se cuela y se bebe!.

65

Comida.- SALMÓN CON SALSA DE NATA

Cena.- ENSALADA DE corazones de lechuga CON NUECES Y HUEVO DURO

66

Comida.- POLLO ASADO CON COLIFLOR DE GUARNICIÓN

Cena.- ENSALADILLA DE PIMIENTOS ROJOS CON ATÚN Y HUEVO DURO

67

Comida.- GUISO de pavo con setas y champiñones

UN VASO DE CALDO HECHO CON HUESOS, APIO, CEBOLLA Y PUERROS, se cuela y se bebe!.

Cena.- Tortilla francesa + LECHUGA y manzana

68

Comida.- MERLUZA CON PIMIENTOS ROJOS

UN VASO DE CALDO HECHO CON HUESOS, APIO, CEBOLLA Y PUERROS, se cuela y se bebe!.

Cena.- Aguacate con atún. UN VASO DE CALDO HECHO CON HUESOS, APIO, CEBOLLA Y PUERROS, se cuela y se bebe!.

69

Comida.- Calamares en salsa

UN VASO DE CALDO HECHO CON HUESOS, APIO, CEBOLLA Y PUERROS, se cuela y se bebe!.

Cena.- Almejas a la marinera + ensalada.

Llego el día 70

Puedes comer legumbres

UN TAZÓN NO MUY GRANDE

Y UNA BUENA ENSALDA CON ATÚN

PARA LA CENA AGUACATE CON TOMATE.

UN VASO DE CALDO HECHO CON JAMÓN, HUESOS, APIO, CEBOLLA Y PUERROS

71

Comida.- GAMBAS AL AJILLO Y PICADILLO DE LECHUGA, TOMATE HUEVO DURO Y PEPINO

Cena.- HAMBURGUESAS DE POLLO Y BRÓCOLI

72

Comida.- TORTILLA DE CALABACÍN Y SOLOMILLO DE CERDO CON QUESO

UN VASO DE CALDO HECHO CON HUESOS, APIO, CEBOLLA Y PUERROS, se cuela y se bebe!.

Cena.- AGUACATES CON ATÚN O CABALLAS Y PLATO DE JAMÓN

73

Comida.- BERENJENAS REHOGADAS CON HUEVOS Y ALITAS DE POLLO

Cena.- SALMÓN PLANCHA Y LECHUGA

74

Comida.- Pollo al curri con nata y espárragos verdes plancha.

Cena.- TORTILLA DE ATÚN O DE LO QUE GUSTE CON ENSALDA MIXTA

UN VASO DE CALDO HECHO CON HUESOS, APIO, CEBOLLA Y PUERROS, se cuela y se bebe!.

75

Comida.- ESTOFADO DE TERNERA O DE COSTILLAS CON VERDURAS DE LA LISTA

Cena.- PIMIENTOS ROJOS Y VERDES REHOGADOS CON PESCADO PLANCHA

76

Comida.-CHAMPIÑONES O SETAS CON JAMÓN Y HUEVOS

PICADILLO DE TOMATE

UN VASO DE CALDO HECHO CON HUESOS, APIO, CEBOLLA Y PUERROS, se cuela y se bebe!.

Cena.- COLIFLOR GRATINADA CON QUESO Y PLATO DE JAMÓN

77

Comida.- CHULETITAS DE CORDERO Y BRÓCOLI

UN VASO DE CALDO HECHO CON HUESOS, APIO, CEBOLLA Y PUERROS, se cuela y se bebe!.

Cena.- HUEVOS RELLENOS Y ENSALDA MIXTA

78

Comida.- Codillo de cerdo asado + ensalada VERDE

UN VASO DE CALDO HECHO CON HUESOS, APIO, CEBOLLA Y PUERROS, se cuela y se bebe!.

Cena.- ENSALADA CON MANZANA, VERDURAS, ATÚN O CABALLA Y FRUTOS SECOS

79

Comida.- SEPIA O CALAMARES PLACHA CON MAYONESA

Y PICADILLO DE VERANO

Cena.- MERLUZA EN SALSA. UN VASO DE CALDO HECHO CON HUESOS, APIO, CEBOLLA Y PUERROS, se cuela y se bebe!.

Menú 80

HOY TOCAN LEGUMBRES CON ALMEJAS

+ ensalada verde

Cena.- UN VASO DE CALDO HECHO CON HUESOS, APIO, CEBOLLA Y PUERROS, se cuela y se bebe!.

Yogur griego con nueces

81

Comida.- LUBINA O DORADA CON CALABACÍN Y BERENJENAS REHOGADAS

Cena.- PLATO DE QUESO Y JAMÓN CON PICADILLO DE VERANO

82

Comida.- LOMO CON TOMATE Y PICADILLO DE PEPINO

Cena.- MEJILLONES Y ALMEJAS AL VAPOR

CON MENESTRA DE VERDURAS SIN PATATA NI ZANAHORIA, POR EJEMPLO COLIFLOR..BROCOLI….ALCACHOFA

83

Comida.- Pinchitos de pollo Y COL REHOGADA CON ESPECIAS

Cena.- TORTILLA DE LO QUE TE GUSTE Y ENSALADA CON MANZANA

UN VASO DE CALDO HECHO CON HUESOS, APIO, CEBOLLA Y PUERROS, se cuela y se bebe!.

84

Comida.- POLLO AL AJILLO Y PICADILLO DE TOMATE

UN VASO DE CALDO HECHO CON HUESOS, APIO, CEBOLLA Y PUERROS, se cuela y se bebe!.

Cena.- LANGOSTINOS cocidos CON ENSALADA

85

Comida.- PECHUGAS DE POLLO CON BACON AL HORNO

UN VASO DE CALDO HECHO CON HUESOS, APIO, CEBOLLA Y PUERROS, se cuela y se bebe!.

Cena.- AGUACATES CON MELVA O CABALLA

86

Comida.- PAVO O CONEJO EN SALSA de almendras

UN VASO DE CALDO HECHO CON HUESOS, APIO, CEBOLLA Y PUERROS, se cuela y se bebe!.

Cena.- TORTILLA DE JAMÓN O QUESO Y ENSALDA MIXTA

87

Comida: HÍGADO PLANCHA Y ESPÁRRAGOS

UN VASO DE CALDO HECHO CON HUESOS, APIO, CEBOLLA Y PUERROS, se cuela y se bebe!.

Cena: QUESO FRECO Y TOMATE PICADO. LONCHAS DE JAMÓN DE YORK

88

Comida: POLLO ASADO Y SI QUIERES DEL ASADOR PUEDE SER SIN PROBLEMA

Cena: PLATO DE LOMO EMBUCHADO, QUESO Y JAMÓN + UNA ENSALDA

89

Comida: ACELGAS CON HUEVOS Y JAMÓN

UN VASO DE CALDO HECHO CON HUESOS, APIO, CEBOLLA Y PUERROS, se cuela y se bebe!.

Cena: ALITAS AL HORNO Y LECHUGA

UN VASO DE CALDO HECHO CON HUESOS, APIO, CEBOLLA Y PUERROS, se cuela y se bebe!.

LLEGO EL DÍA 90

HOY COMEMOS LEGUMBRES CON ACELGAS Y TERNERA O PAVO O CERDO DE CALIDAD.

LAS LEGUMBRES CON ALMEJAS Y HUEVO DURO ESTÁN MUY RICAS!

Y UNA ENSALADA PEQUEÑA.

PARA LA CENA:

SETAS CON JAMÓN

91

Comida.-SALMÓN EN SALSA DE NATA Y BACON

Cena.- TORTILLA DE VERDURAS Y TOMATITOS CHERRY

UN VASO DE CALDO HECHO CON HUESOS, APIO, CEBOLLA Y PUERROS, se cuela y se bebe!.

92

Comida.-SETAS SALTEADAS Y SOLOMILLO plancha

UN VASO DE CALDO HECHO CON HUESOS, APIO, CEBOLLA Y PUERROS, se cuela y se bebe!.

Cena.-Sopa de pescada

93

Comida.-HAZ ROLLOS CON PAPEL VEGETAL LLENOS CON PESCADO Y VERDURAS EN EL HORNO

Cena.-PLATO DE LOMO EMBUCHADO, QUESO Y JAMÓN

UNA ENSALADA

UN VASO DE CALDO HECHO CON HUESOS, APIO, CEBOLLA Y PUERROS, se cuela y se bebe!.

94

Comida.- GUISO de pavo con setas y champiñones

Cena.- Tortilla francesa + LECHUGA y manzana

UN VASO DE CALDO HECHO CON HUESOS, APIO, CEBOLLA Y PUERROS, se cuela y se bebe!.

95

Comida: ALBÓNDIGAS con tomate

Cena.- Caña de lomo y queso fresco.

UN VASO DE CALDO HECHO CON HUESOS, APIO, CEBOLLA Y PUERROS, se cuela y se bebe!.

96

Comida.- Pollo guisado con champiñones y setas

Cena.- Pechuga de pavo (en fiambre) y queso

UN PLATO GRANDE

PEPINILLOS EN VINAGRE O ACEITUNAS

97

Comida.- CHULETAS DE CERDO CON COLIFLOR A LA VINAGRETA

Cena.- TORTILLA DE GAMBAS Y PICADILLO DE VERANO

UN VASO DE CALDO HECHO CON HUESOS, APIO, CEBOLLA Y PUERROS, se cuela y se bebe!.

98

Comida.-BACALAO CON TOMATE

UN VASO DE CALDO HECHO CON HUESOS, APIO, CEBOLLA Y PUERROS, se cuela y se bebe!.

Cena.- plato de jamón y tomate picado.

99

Comida.- CALAMARES ó SEPIA a la plancha Y RÚCULA

Cena.- Langostinos cocidos con ESPÁRRAGOS BLANCOS. PEPINILLOS EN VINAGRE O ACEITUNAS

UN VASO DE CALDO HECHO CON HUESOS, APIO, CEBOLLA Y PUERROS, se cuela y se bebe!.

Menú 100

LEGUMBRES CON ALMEJAS Y GAMBAS y una pequeña ensalada

CENA: SALMÓN AHUMADO Y ensalada verde

MANTENIMIENTO
Recuerda siempre lo aprendido

1ª Semana de mantenimiento

DÍAS IMPARES DIETA, DIAS PARES NO

1Comida.- espinacas y pescado plancha

Cena.- caldo y tortilla de jamón

--ELEGIR

3Comida.- champiñón y filetes de pollo

Cena.- pechuga de pavo (en fiambre) y queso

--ELEGIR

5Comida.- espárragos y pez espada a la plancha

Cena.- lechuga con atún y aguacates

--ELEGIR

7Comida.- espinacas rehogadas con filetes de ternera

Cena.- caña de lomo y caldo de huesos

2ªSemana de mantenimiento

DÍAS PARES DIETA, DÍAS IMPARES NO

8Comida.- espinacas con jamón y pescado pancha

Cena.- caballa en conserva con ensalada

--ELEGIR

10Comida.- espárragos verdes y ternera a la plancha.

Cena.- jamón serrano y 1 yogur

--ELEGIR

12Comida.- champiñón y bacalao con tomate

Cena.- pechuga de pavo con curry y nata

--ELEGIR

14Comida.- acelgas y pollo al ajillo

Cena.- plato de queso y jamón y pepino en ensalada

3ª Semana de mantenimiento
DÍAS IMPARES DIETA, DIAS PARES NO

15Comida.- revuelto setas, jamón y huevo

Cena.- caldo de huevos y huevo cocidos

--ELEGIR

17Comida.- caldo y calamares en salsa

Cena.- tortilla de calabacín y ensalada

--ELEGIR

19Comida.- Solomillo y verduras

Cena.- ensalada mixta y calamares

--ELEGIR

21Comida.- acelgas y merluza en salsa

Cena.- queso fresco y tomate en ensalada

--ELEGIR

23Comida.- pinchitos de pollo y verdura

Cena.- jamón + queso con almendras

EL CALDO DE HUESOS SE PUEDE TOMAR SIEMPRE QUE QUIERAS, ES RECOMENDABLE

RECOMENDACIONES ANTI-INFLAMATORIAS

Si notas que tienes mucha distensión abdominal, que tienes mucho volumen perimetral y que no consigues por nada bajar de peso,

SIGUE UNA VIDA ANTI-INFLAMATORIA:

POR UNA TEMPORADA:

DEJA LA FRUTA
DEJA LAS LEGUMBRES
DEJA LOS CEREALES
DEJA LOS LÁCTEOS ANIMALES
POR SUPUESTO DEJA HARINAS Y PANES
COME:
*SOLO VERDURAS COLOR VERDE
*POLLO
*PAVO
CONEJO
CERDO
TERNERA

PESCADO
MARISCOS
HUEVOS

NO COMAS A PARTIR DE LAS 8 DE LA NOCHE

2 LITROS DE AGUA
DEPORTE DIARIO

CURRICULUM VITAE DRA. PAQUI RODRIGUEZ PACHECO

PARA QUE SEPAS DE MÍ:

1.- SOY DOCTORA EN BIOLOGÍA MOLECULAR CON ESPECIALIDAD EN ENDOCRINOLOGÍA Y NUTRICIÓN.

2.- SOY MIEMBRO DEL CIBER DE ENFERMEDADES METABÓLICAS ASOCIADAS Y DIABETES.

3.- SOY MIEMBRO DE NÚMERO DE LA SOCIEDAD ESPAÑOLA DE DIABETES-004294.

4.-TENGO 40 PUBLICACIONES CIENTÍFICAS EN EL CAMPO DE LA OBESIDAD Y LA DIABETES.

5.- HE TRABAJADO EN 4 DE LOS PRINCIPALES CENTROS DE INVESTIGACIÓN CIENTÍFICA DEL MUNDO:

A) FDA, Bethesda Food and Drug Admin., Biophysics Lab, Bethesda, MD. United States
B) Helmholtz Zentrum München German Research Center for Environmental Health (GmbH) Institute for Diabetes and Obesity. Neuherberg.
C) University of Gothenburg, Sahlgrenska Academy (Faculty of Medicine).
D) BSC Neuroscience | The University of Edinburgh. UK.

6.- ESTOY COLEGIADA Nº 00370.

7.- TENGO DOS MÁSTERES SUPERIORES UNIVERSITARIO:

    A) DIETA Y NUTRICIÓN GENERAL.
    B) DIETA Y CÁNCER

8.- ACABO DE APROBAR LA PLAZA DE **CRONO-NUTRICIÓN** EN LA UGC DE ENDOCRINOLOGÍA Y NUTRICIÓN DEL HOSPITAL REGIONAL UNIVERSITARIO DE MÁLAGA.

9.- LLEVO EN LA INVESTIGACIÓN CIENTÍFICA DESDE EL AÑO 2001.

TERMINÉ MI TESIS DOCTORAL EN CÓRDOBA EN EL 2007 Y DESPUÉS HE CONSEGUIDO POR CONCURRENCIA COMPETITIVA LOS SIGUENTES CONTRATOS CIENTÍFIOS NACIONALES:

A) PROGRAMA JUAN DE LA CIERVA EN SANTIAGO DE COMPOSTELA, ESPAÑA.
B) PROGRAMA SARA BORREL EN HOSPITAL CARLOS HAYA DE MÁLAGA, ESPAÑA.
C) PROGRAMA TALENT HUB MARIE CURRIE, ENTRE EL HOSPITAL CARLOS HAYA DE MÁLAGA, ESPAÑA Y EL INSTITUTO DE ESTUDIOS DE LA DIABETES DE MUNICH, ALEMANIA.
D) PROGRAMA MIGUEL SERVET

Y 10 ALGO CURIOSO DE MÍ:

SOY CANTAORA DE FLAMENCO

MI WEB COMO ARTÍSTA:

Paquilamorena.com

INSTAGRAM: PAQUI_LAMORENA
FACEBOOK: PAQUI LA MORENA
SPOTIFY:PAQUI LA MORENA

*Poesía De **VIRGILIO** el panadero de Iznájar, donde nací.*

"El lunes que viene empiezo"

TENGO QUE PONERME A DIETA
PORQUE DE TANTO ENGORDARME
CASI NO PUEDO AGACHARME
NI SUBIRME LA BRAGUETA
NO HE ENCONTRADO LA RECETA
QUE ME HAGA PERDER PESO
SUELO SENTIRME TAN MAL
QUE AL FINAL DIGO TOTAL
EL LUNES QUE VIENE EMPIEZO

Y LOS LUNES SOY PUNTUAL
DESAYUNO POCO Y SANO
ALGÚN BOCADO LIVIANO
RICO EN FIBRA Y POBRE EN SAL
A MEDIA MAÑANA IGUAL
NADA DE PAN NI DE QUESO
AL MEDIO DÍA ME PESO
Y SI NO HE BAJADO NADA
DOY LA DIETA POR ZANJADA
Y EL LUNES QUE VIENE EMPIEZO
ME COMENTARON QUE HABÍA UNA DIETA
UNA DIETA DE UNA SOPA
Y QUE EXISTIA UNA TROPA
DE GENTE QUE LA INGERÍA
LO QUE QUISE PROBAR UN DÍA
PARA VER LO QUE ERA ESO
PERO UNA SOPA SIN HUESO
NI FIDEOS ESTA INCOMPLETA
Y DIJE CAMBIO DE DIETA
Y EL LUNES QUE VIENE EMPEZO

*OTRA VEZ FUI AL ENDOCRINO
QUE VISITA INOPORTUNA
PORQUE CASI SUFRO UNA
SOBREDOSIS DE PEPINO
ME QUITÓ LO MÁS GENUINO
DE LA VIDA POR ESO
YO TRAIDOR Y CONFESO
NO PUEDO LE DIJE UN DÍA
YO SE QUE DIETA ES LA MÍA
Y EL LUNES QUE VIENE EMPIEZO*

*PARA BAJAR LA BARRIGA
EJERCICIO QUISE HACER
PERO QUE DURO ES CORRER
SIN QUE NADIE TE PERSIGA
ESTABA DE LA FATIGA
Y DEL HAMBRE YA TAN PRESO
QUE AL ALMOLZAR ME TROPIEZO
CON LO QUE PROHIBIDO ESTÁ
Y ENTONCES DIJE QUE VA…
EL LUNES QUE VIENE EMPIEZO*

*Y ASÍ VA NUESTRO PLANETA
ESTO NO ES BROMA NI ES CHISTE
MIENTRAS MEDIO MUNDO INSISTE
EN QUERER PONERSE A DIETA
EL OTRO BUSCA LA META
DE ACOSTARSE ALIMENTADO
Y LOS POBRES NO HAN PENSADAO
NI EN DIETA NI EN ENDOCRINOS
POR ESO NUESTROS CAMINOS
TANTO NOS HAN ALEJADO*

IZNÁJAR SABE BASTANTE
DE ANGUSTIA, LLANTO Y POBREZA
Y TAMBIÉN DE LA TRISTEZA
INTIMA DEL EMIGRANTE
DEMOS UN PASO ADELANTE
Y LUCHEMOS POR CAMBIAR
ESTE PLANETA DISPAR
Y DEMOSLE OTRO FUTURO
CUALQUIER LUNES YO ASEGURO
QUE ES BUENO PARA EMPEZAR

ANOTA AQUÍ TUS PESOS SEMANALES:

1.-

2.-

3.-

4.-

5.-

6.-

7.-

8.-

9.-

10.-

11.-

12.-

13.-

14.-

15.-

16.-

17.-

18.-

19.-

20.-

RECUERDA:

QUIÉRETE!
Y CUÍDATE!